EXTRAIT
DES LOIS NOUVELLES

REVUE BI-MENSUELLE DE LÉGISLATION ET DE JURISPRUDENCE

Emile SCHAFFHAUSER, Directeur

EXAMEN
DES DIVERS PROJETS D'ORGANISATION FONCIÈRE

(Impôt sur le revenu des Propriétés et des Créances hypothécaires
Réforme hypothécaire et réfection du Cadastre)

QUI SERONT DISCUTÉS A LA RENTRÉE DU PARLEMENT

PAR

Henri CHEVRESSON
Avocat à la Cour de Paris
Secrétaire de la rédaction des *Lois nouvelles*.

Jules ARNAULT
Inspecteur de l'Enregistrement

Prix : 1 franc.

PARIS

Aux Bureaux des LOIS NOUVELLES

31 bis, rue du Faubourg-Montmartre, 31 bis

1904

REDACTION ET ADMINISTRATION
31 *bis*, rue du Faubourg-Montmartre, 31 *bis*, Paris

LES

LOIS NOUVELLES

Revue de Législation et de Jurisprudence

ET

REVUE DES TRAVAUX LÉGISLATIFS

Paraissant le 1er et le 15 de chaque mois.

RÉDACTEUR EN CHEF : **EMILE SCHAFFHAUSER**
DOCTEUR EN DROIT

Secrétaire de la Rédaction : H. CHEVRESSON
Avocat à la Cour d'appel de Paris

Chaque Numéro comprend 64 pages

Les *LOIS NOUVELLES* comprennent quatre parties formant des fascicules séparés, chacun avec pagination spéciale.

La 1re PARTIE, intitulée REVUE DE LÉGISLATION, comprend le commentaire de toutes les Lois Nouvelles présentant un intérêt général.

La 2e PARTIE, intitulée REVUE DES TRAVAUX LÉGISLATIFS, comprend l'exposé des projets de loi et des rapports déposés à leur occasion *et en outre un tableau des travaux législatifs dans les deux Chambres.*

La 3e PARTIE, intitulée LOIS ET DÉCRETS, renferme non seulement tous les textes d'intérêt général, mais encore les circulaires ministérielles relatives à leur application, et se trouve être ainsi LE SUPPLÉMENT LE PLUS COMPLET DE TOUS LES CODES.

La 4e PARTIE, intitulée REVUE DE JURISPRUDENCE, enregistre toutes les décisions judiciaires relatives aux nouveaux textes législatifs et complète ainsi la 1re partie.

Les commentaires publiés par les *LOIS NOUVELLES* comprennent l'exposé de la législation et de la jurisprudence antérieures à la nouvelle loi, l'exposé des travaux législatifs, et enfin l'examen critique de toutes les difficultés auxquelles pourra donner lieu l'interprétation de la loi.

Abonnement annuel : Paris et départements : 15 fr.
Étranger : 18 fr.

EN VENTE AUX BUREAUX DES « LOIS NOUVELLES »

LA COLLECTION DES LOIS NOUVELLES

Comprenant les années 1896-1903 et la table des Lois
nouvelles de l'origine à 1900, au prix de. . . . . **80 fr.**
Les différentes années se vendent séparément :
Année 1903. . . . . **15 fr.**
Année 1902. . . . . **12 fr.**
Les années précédentes, chacune. . . . . **10 fr.**

Le paiement a lieu au gré du souscripteur.
Il est fait un escompte de 10 0/0 au cas de paiement comptant.
L'envoi a lieu franco, expédition et recouvrement.

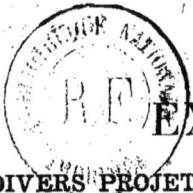

EXAMEN

DES DIVERS PROJETS D'ORGANISATION FONCIÈRE

(Impôt sur le revenu des propriétés et des créances
hypothécaires, réforme hypothécaire, et réfection du cadastre)

QUI SERONT DISCUTÉS A LA RENTRÉE DU PARLEMENT

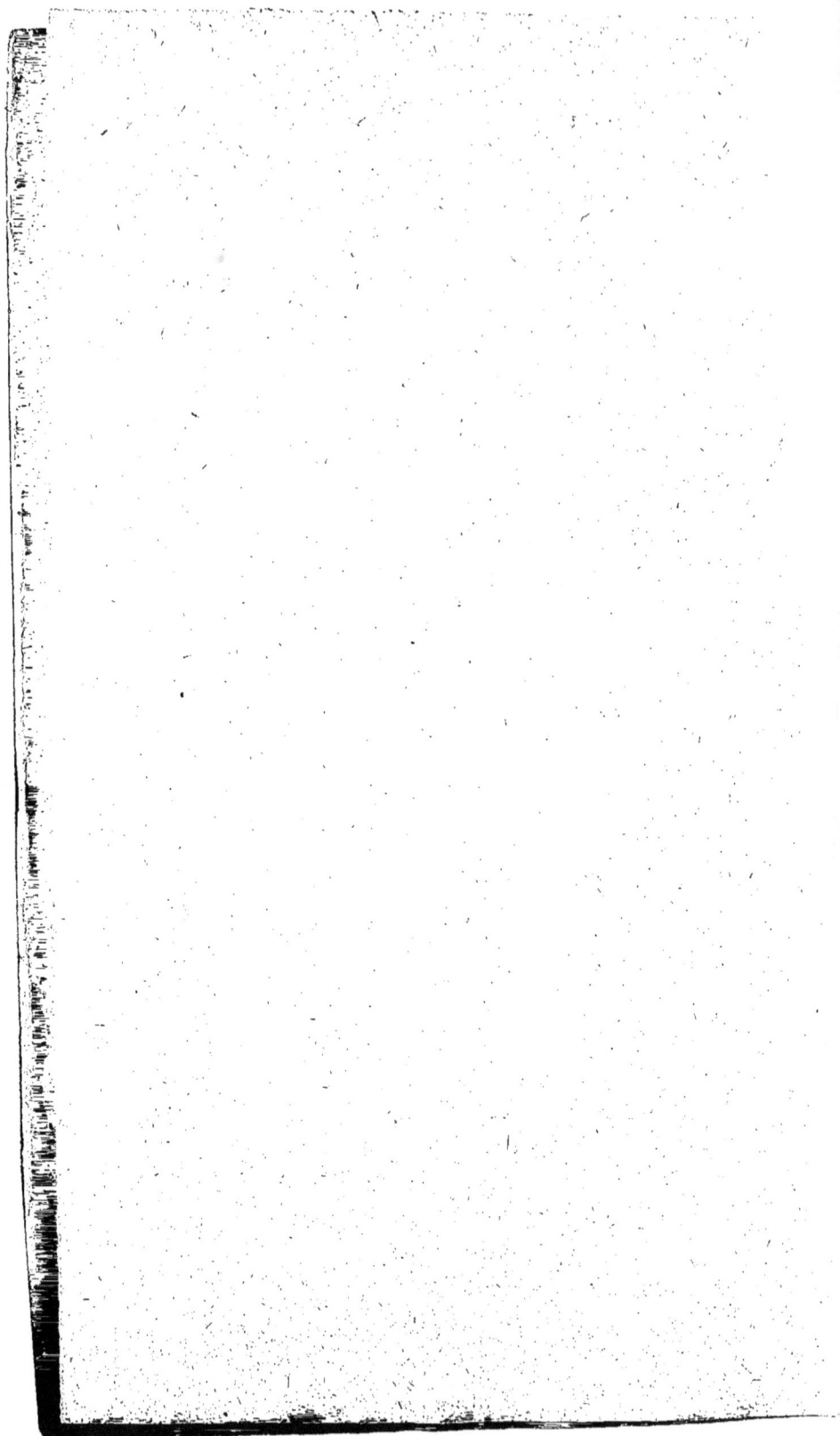

EXTRAIT
DES LOIS NOUVELLES

REVUE BI-MENSUELLE DE LÉGISLATION ET DE JURISPRUDENCE

Emile SCHAFFHAUSER, Directeur

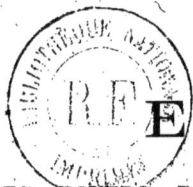

EXAMEN

DES DIVERS PROJETS D'ORGANISATION FONCIÈRE

(Impôt sur le revenu des Propriétés et des Créances hypothécaires
Réforme hypothécaire et réfection du Cadastre)

QUI SERONT DISCUTÉS A LA RENTRÉE DU PARLEMENT

PAR

Henri CHEVRESSON
Avocat à la Cour de Paris
Secrétaire de la rédaction des *Lois nouvelles*.

Jules ARNAULT
Inspecteur de l'Enregistrement

Prix : 1 franc.

PARIS

Aux Bureaux des LOIS NOUVELLES

31 bis, rue du Faubourg-Montmartre, 31 bis

1904

EXAMEN

DES DIVERS PROJETS D'ORGANISATION FONCIÈRE

(Impôt sur le revenu des propriétés et des créances hypothécaires, réforme hypothécaire et réfection du cadastre)

QUI SERONT DISCUTÉS A LA RENTRÉE DU PARLEMENT

I

On sait que plusieurs commissions s'occupent actuellement de préparer une nouvelle organisation de la propriété foncière.

Une commission du Sénat a terminé l'examen du projet de loi relatif à la réforme hypothécaire présentée par le Gouvernement le 24 novembre 1896 et préparée par une commission que présidait M. Falcimaigne, conseiller à la Cour de cassation.

Cette commission du Sénat, dont le rapporteur est M. Thézard, paraît s'être lassée d'attendre une solution *pratique* de la commission du cadastre.

Celle-ci, nommée par un décret du 31 mai 1891, est à la veille de terminer ses travaux, dont son rapporteur résume ainsi l'objet et le but :

1° « Rendre plus facile la transmission de la propriété en augmentant « la sécurité de la possession ; 2° accroître le crédit immobilier, en le « rendant plus sûr ; 3° augmenter ce crédit, en lui facilitant le con- « cours de nombreux capitaux qui sont trop longtemps restés éloignés « de la terre, c'est-à-dire de la valeur la plus féconde quand elle est « bien administrée ; 4° entourer enfin la propriété des plus solides « garanties et la relever de son discrédit par le régime des livres « fonciers. »

Pour atteindre ce but, la commission du cadastre considère comme indispensable *avant l'exécution de la réforme dans une commune quelconque*, de dresser un nouveau plan, et son rapporteur général avait proposé, sur ce point, les résolutions de principe suivantes :

« L'Etat ne doit pas supporter seul les dépenses de réfection du « cadastre et d'établissement des livres fonciers ;

« Participeront obligatoirement à la dépense : l'Etat, les départe- « ments, les communes ;

« Les dépenses prévues par les différentes opérations cadastr
« se répartiront de la façon suivante entre les diverses catégol
« d'intéressés : État 60 0/0 ; départements 20 0/0 ; communes 20 0
  « Les 20 0/0 mis à la charge des communes et des départeme
« constitueront pour ces circonscriptions un maximum qui ne pou
« être dépassé dans aucun cas ; tandis qu'au contraire, la part
« 60 0/0 constitue un minimum pour l'État, qui supportera tous
« aléas de l'opération. »

La dépense du cadastre a été évaluée à 600 millions, dont 570 m
lions pour le cadastre proprement dit et 30 millions pour l'établiss
ment des livres fonciers.

II

M. Neymarck, rapporteur de la commission du cadastre, établit qu
suivant que le cadastre sera fait en vingt ou en trente ans, il suffir
d'inscrire annuellement au budget une annuité variant de 852.674 franc
à 1.279.011 francs si l'emprunt coûte 3 1/2 ; de 931.004 francs
1.396.506 francs si l'emprunt coûte 4 0/0, en supposant que les obli
gations soient remboursables en cinquante ans.

Il fait remarquer que l'on est loin, en présence de pareils chiffres
des milliards dont il avait été question.

Mais l'opportunité d'un nouveau cadastre parait de moins en moins
démontrée, en présence du double but poursuivi, d'un côté, par la
commission du Sénat de réaliser immédiatement la réforme hypothécaire, et par le Ministre des finances de mettre un impôt général
sur les revenus, composé : 1° d'une taxe personnelle graduée d'après
l'ensemble des facultés du contribuable ; 2° d'une taxe sur le loyer
d'habitation.

D'après l'exposé des motifs du projet de loi déposé à la Chambre par
M. Rouvier le 16 juin 1903 (annexe n° 1012), le revenu à considérer
pour l'assiette de l'impôt ne sera pas le revenu brut que touche le
contribuable, « mais seulement ce qui lui reste, quand il a payé les
« dépenses nécessaires pour la production et la conservation de ce
« revenu. »

C'est ainsi que, pour les propriétés non bâties, le fisc recherchera le
prix de location dont ces propriétés sont ou peuvent être l'objet, et on
en déduira notamment les intérêts des emprunts de toute nature,
hypothécaires ou autres, contractés par les contribuables.

Le projet du Ministre des Finances rencontre, d'ailleurs, de l'opposition de la part de la commission de législation fiscale et M. René
Renoult, député de la Haute-Saône, a rédigé, sur les divers projets ou
propositions présentés au cours de la législature précédente et de la
législature actuelle, au sujet de l'établissement d'un impôt général sur
le revenu, un rapport dont nous extrayons le passage suivant :

« Le principal avantage de l'impôt global, selon le rapporteur, est
de représenter par un seul chiffre la puissance contributive de l'indi-
vidu. L'impôt global est, en un mot, un impôt personnel, tandis que
l'impôt cédulaire, préconisé par divers auteurs, est un impôt réel.

« Le système de l'impôt global, dit-il, a été combattu à maintes
reprises ; mais il l'a été plus à l'aide d'arguments tirés des conséquences qu'il implique que par des objections tirées de sa nature même.

« C'est ainsi qu'à la commission extraparlementaire de 1894, on lui a reproché d'entraîner l'emploi du système de la déclaration obligatoire des revenus et d'ouvrir la porte à l'application, disait-on, du tarif progressif contraire à tous les principes d'égalité posés sous la Révolution.

« Ces arguments qui ont fait repousser le principe global en 1894, sont précisément ceux qui nous le font adopter aujourd'hui.

« Votre commission estime, en effet, qu'il est indispensable de mesurer l'impôt à la faculté contributive de chacun et, pour aboutir à ce résultat, elle ne connaît pas d'autre moyen que de déterminer le total des revenus auquel elle appliquera un taux plus ou moins élevé selon son importance.

« La commission, écrit M. Renoult, s'inspirant de l'esprit de conciliation et de transaction que j'ai signalé au début de ce rapport, a cru devoir donner ses préférences au système de la dégression qui, tout en ne réalisant pas comme la progression le principe absolu de la justice fiscale, n'en constitue pas moins un réel progrès sur le tarif proportionnel.

« Le taux dégressif est un taux unique s'appliquant proportionnellement aux revenus dépassant un certain chiffre, mais n'atteignant les revenus au-dessous de ce chiffre que d'une manière décroissante. C'est donc un taux proportionnel comportant des dégrèvements partiels et gradués à la base.

« Le taux de l'impôt est fixé à 3 0/0. Il est réparti en 35 catégories variant de 750 francs à 3 millions de revenu. Au-dessus de ce chiffre, les contribuables paient 7,500 francs par 500.000 francs de revenu. La dégressivité de l'impôt est opérante jusqu'à la treizième catégorie (15 à 20,000 francs.) Le minimum des revenus, totalement exemptés, est fixé de la manière suivante, selon l'importance des communes : communes de 2,000 habitants et au-dessous : 750 francs ; 2,000 habitants à 5,000 : 1,000 francs ; 5,000 à 10.000 : 1,250 francs ; 10,000 à 30,000 : 1,600 francs ; 30,000 et au-dessus : 2,000 ; Paris : 2,500 francs.

« En dehors de l'établissement de l'impôt sur le revenu, le projet de la commission élève à 4 0/0 le taux de l'impôt sur la propriété bâtie et frappe d'un impôt spécial les créances hypothécaires et chirographaires. »

III

Ce projet a été discuté à la Chambre le 13 juillet 1904. Le Ministre des Finances a demandé et obtenu le vote pour l'année 1905 des quatre vieilles contributions directes. M. Rouvier a exposé tous les efforts qu'il avait faits « pour essayer d'arriver à une transaction entre « ceux qui ne voulaient d'aucun impôt sur le revenu et ceux qui le « voulaient immédiatement global et progressif. »

Il a présenté son projet « comme ne donnant pas satisfaction à ceux « qui veulent établir d'un coup l'impôt global et progressif, mais de « nature à contenter ceux qui essayent de faire pénétrer dans le pays « le principe de l'impôt sur le revenu » afin de permettre « à la « majorité que le pays fera surgir de son sein, de mettre à l'épreuve « cette idée fiscale, de la développer ou de la restreindre. »

Un député, M. Veber, a prétendu que la question de l'impôt sur le revenu était extrêmement simple au point de vue de l'administration des contributions directes. « Jamais, a-t-il dit, les fonctionnaires n'ont « été plus prêts à appliquer cette réforme à la fois économique, finan- « cière et politique. Les contrôleurs de M. Rouvier sont prêts à l'exé- « cuter... Le jour, ajoutait M. Veber, en s'adressant au Ministre, où « vous lui ordonnerez de faire un impôt sur le revenu et d'avoir à le « percevoir à la fin du premier semestre de l'année prochaine, l'admi- « nistration des finances le percevra. La rentrée de l'impôt se fera et « vous n'avez à craindre aucun bouleversement dans les recettes « du Trésor. » (*J. O.* page 2935.)

Tel n'a pas été l'avis du Directeur général des Contributions direc- tes, qui a fait remarquer que parmi les projets soumis à la Chambre, « celui du Ministre des finances prévoit 8.500.000 imposables et celui « que lui a substitué la commission de législation fiscale 7.200.000. — « Vous ne pouvez pas, a ajouté le commissaire du Gouvernement, avoir « l'illusion que le 1er janvier prochain, avec les 890 contrôleurs des « contributions directes dont nous disposons, l'impôt puisse entrer en « application.

« Si nous ne sommes pas fixés sur le montant des revenus globaux « de la France, nous le sommes encore moins sur la répartition de « ces revenus entre les personnes, et lorsqu'on demande à l'adminis- « tration la décomposition des revenus par catégories, elle est obligée « de baser ses calculs sur les statistiques de la contribution mobilière. « Mais si l'administration ne possède pas le classement des revenus « par catégories, à plus forte raison ne connait-elle pas les revenus « individuels de chaque contribuable, et c'est là ce qu'il faut arriver à « déterminer.

« Pour cela, il faut tout d'abord procéder à la recherche des divers « revenus, — revenus du travail seul, revenus mixtes du capital et du « travail et revenus du capital seul, — et *grouper au domicile de cha-* « *que contribuable les revenus qui lui proviennent de sources* « *différentes.* S'il n'y a pas de difficultés pour les revenus du travail, « parce que les industriels et les chefs de grands établissements « auront, *dans les déclarations qui leur seront demandées,* à faire « connaître les salaires des personnes qu'ils emploient ; si les matri- « ces des rôles indiquent les revenus des propriétés bâties avec une « exactitude suffisante, il n'en est pas de même pour les revenus de la « propriété non bâtie.»

<h2 style="text-align:center">IV</h2>

On sait qu'à la suite de l'opposition du Gouvernement, la discussion du projet d'impôt sur le revenu a été renvoyée à la rentrée des Chambres et qu'un engagement formel a été pris par le Président du Conseil de discuter à fond la question de l'impôt sur le revenu au milieu du mois d'octobre prochain.

Le projet de la commission de législation fiscale frappe le revenu global. L'impôt est personnel et progressif (pages 30 et 31 du rap- port).

On peut lui reprocher d'être un impôt de superfétation, car on compte dans le revenu global les revenus des valeurs mobilières, les revenus de la propriété bâtie, les revenus de la propriété non bâtie et les revenus du commerce et de l'industrie, déjà frappés par l'impôt de 4 0/0 sur le revenu des valeurs mobilières, par l'impôt foncier et par les patentes.

Certaines catégories de contribuables, les propriétaires, les officiers ministériels, les magistrats, les professeurs et, d'une manière générale, toutes les personnes ayant un revenu apparent seront inévitablement atteintes.

Quelle sera la répercussion de l'impôt sur les affaires immobilières, et notamment sur les emprunts hypothécaires ? Quel sera le rôle du livre foncier dans la nouvelle organisation juridique et fiscale de la propriété ? Autant de questions qu'il nous a paru intéressant de traiter dans les *Lois Nouvelles*.

D'après le livre foncier de Paris pour 1901, dressé par M. Fontaine, président de la commission des Contributions directes de Paris, les loyers de 500 à 999 francs représentent un revenu moyen de 3.690 francs.

D'après l'article 14 du projet de loi de la commission de législation fiscale, le revenu imposable des contribuables dont la valeur locative d'habitation est supérieure à trois fois le loyer d'habitation moyen des contribuables rangés dans les deux premières catégories du tarif, ne peut être arrêté par le contrôleur à une somme inférieure à dix fois cette valeur locative dans les communes de 5001 à 10.000 habitants ; à neuf fois dans celles de 10.001 à 30.000 habitants ; à huit fois dans celles de 30.001 et au-dessus ; à sept fois à Paris.

Il en résulte qu'à Paris un contribuable ayant un loyer de 3.000 fr. ne pourra être imposé sur un revenu inférieur à 21.000 francs.

Ces divers projets ont déjà soulevé une très vive opposition et, lors de la discussion qui a eu lieu à la Chambre, le Directeur général des Contributions directes a reconnu la nécessité d'une longue préparation pour recueillir les renseignements nécessaires à l'établissement de rôles qui ne devront pas, comme nous venons de le rappeler, comprendre et atteindre moins de 8.500.000 contribuables.

V

Toutes les personnes compétentes, même celles qui sont le plus déterminées à soutenir l'impôt sur le revenu, reconnaissent les difficultés de l'œuvre projetée par la commission de législation fiscale.

Un des publicistes les plus au courant de la question de l'impôt sur le revenu, dont il a fait une étude spéciale, a formulé récemment dans le journal le *Voltaire* l'appréciation suivante que nous recommandons à l'attention de nos lecteurs :

« Naguère, on n'entrevoyait pas de majorité dans le Parlement pour réaliser l'impôt sur le revenu.

« Aujourd'hui, nombre de républicains modérés se déclarent prêts à tenter un essai.

« Insistons sur ce dernier mot... C'est la clef du problème... Si nos amis de la grande Commission de législation fiscale veulent trop faire à la fois, ils n'aboutiront à rien. S'ils se contentent, pour le moment, du projet gouvernemental qui vise seulement à remplacer par un impôt sur le revenu deux de nos contributions directes, ce projet sera voté avant la fin de la législature...

« Nous sommes bien à l'aise, ici, pour tenir ce langage, car tout en réclamant l'impôt sur le revenu — et cela depuis une vingtaine d'années — nous avons toujours ajouté : « Commençons par le commen-
« cement ; commençons par établir peu à peu le casier fiscal du
« contribuable, un bon impôt sur le revenu n'est pas l'œuvre d'un
« jour... Quand nous aurons donné une solide assiette à l'impôt nou-
« veau, alors, mais alors seulement, nous pourrons en faire la base,
« l'unique base de notre système d'impôts directs et lui demander le
« supplément de ressources dont nous aurons besoin. Mais ce serait
« folie que de décider du jour au lendemain et la suppression totale
« de nos taxes et leur remplacement par un impôt que nous n'aurions
« pas essayé, expérimenté, éprouvé... C'est donc un essai qu'il faut
« faire... Peut-être même eût-il été bon de ne présenter, tout
« d'abord, l'impôt sur le revenu que sous l'aspect d'un impôt statisti-
« que...»

« Voilà ce que nous avons toujours dit et ce que nous rappelons encore.

« M. Rouvier nous offre mieux qu'un impôt statistique...

« Il nous offre de faire porter la transformation sur deux de nos contributions directes. C'est une base suffisamment large, et c'est une base qu'il faut accepter.

« Notre ami Maujan, lui, préconise la transformation complète de l'impôt direct. Théoriquement, il a raison. Et c'est bien vers ce but qu'il faut marcher. Mais, pratiquement, c'est M. Rouvier qui est dans le vrai... Le projet gouvernemental passera à la Chambre et même au Sénat. Le projet Maujan sera arrêté en route. Et celui de notre ami Merlou — projet mixte, en quelque sorte — aura le même sort.

« Oui, certes, il nous faudra d'ici peu des ressources nouvelles, et c'est à un plus équitable système d'impôts directs qu'il faudra les demander. Mais il faut d'abord expérimenter ce nouveau système. Et la situation de nos finances ne nous permet pas de tenter une expérience qui, portant sur la totalité de nos taxes directes, présenterait de trop grands risques.

« En outre, comment espérer le vote définitif d'un projet qui n'aurait pas l'agrément du ministre des finances? Mieux vaut donc se rallier aux propositions de M. Rouvier. Elles peuvent paraître timides, assurément. Mais c'est déjà beaucoup que d'être en présence d'un texte gouvernemental, texte qui, une fois voté, pourra, par la suite, recevoir toutes les extensions nécessaires. »

Ce langage d'un publiciste expérimenté qui suit, depuis vingt ans, avec compétence, les discussions parlementaires, indique clairement que l'institution d'un impôt immédiat, global et progressif sur tous les revenus est irréalisable dans l'état actuel de l'organisation des administrations fiscales.

Lors de la discussion qui a eu lieu à la Chambre, le 13 juillet 1904, MM. Charles Bos et Adrien Véber ont fait remarquer au Directeur général des Contributions directes que l'administration des finances et les répartiteurs connaissaient les baux et les locations verbales. Mais il ne s'agit pas seulement de connaître le revenu d'un immeuble déterminé, il s'agit de connaître l'ensemble de tous les revenus mobiliers et immobiliers d'un contribuable, et le Ministre des finances a appuyé le Directeur général des Contributions directes qui déclarait que, dans l'état actuel de notre législation, il ne connaissait pas l'ensemble des revenus de chaque contribuable.

D'où la nécessité de créer ce casier fiscal groupant sous un seul compte les renseignements nécessaires pour que 890 contrôleurs des contributions directes puissent dresser des rôles susceptibles d'atteindre un nombre de contribuables dix mille fois supérieur.

Sans être versé dans la science des finances, il semble que ce sera une tâche bien difficile, pour ne pas dire impossible à remplir, que d'obliger un seul fonctionnaire à imposer près de 10.000 contribuables, dont il sera censé connaître et apprécier exactement les revenus mobiliers et immobiliers. On peut donc estimer que l'administration des finances ne demande pas un délai excessif en réclamant un répit d'un an pour mettre sur pied la nouvelle organisation.

VI

Comme on le voit, les contribuables sont menacés d'être pris entre le casier fiscal, sur lequel les agents du Trésor consigneront successivement tous les renseignements qu'ils pourront se procurer sur les ressources des contribuables, tandis que, d'un autre côté, le livre foncier cherchera à atteindre le double but de documenter les tiers sur la situation juridique et la consistance physique d'un immeuble, en même temps qu'il révélera au Trésor la valeur imposable de chaque propriété et les charges qui la grèvent, afin de faire supporter une partie de l'impôt aux créanciers des propriétaires.

On sait que, le 28 juin 1872, un impôt sur le revenu des créances hypothécaires fut voté par l'Assemblée nationale ; mais cet impôt ne fut jamais appliqué et la loi fut abrogée le 20 décembre 1872, avant toute mise à exécution. (J. O. 30 décembre 1872).

Quel sera le sort des divers projets en préparation ? Il serait prématuré de faire des suppositions.

Pour notre part, nous inclinerions à croire que la commission de législation fiscale se fait illusion sur les ressources que l'on peut attendre de l'impôt sur le revenu.

Les grosses fortunes sont relativement rares en France, et la statistique de l'impôt sur les successions révèle à cet égard des chiffres instructifs.

D'après le tableau des successions ouvertes en 1902, l'actif brut de 363.612 successions déclarées a été de 5.211.196.609 francs qui, après la déduction du passif, a été ramené à 4.772.126.095.

Sur le nombre de 363.612 successions, 243.378, étaient de 1 à 2000 francs, et représentaient une valeur de 241.495.372 francs.

Quatorze cent soixante-treize successions, pour une valeur totale de 513.491.845 francs, étaient de 250.001 à 500.000 francs.

Trois cent quatre-vingt-une successions seulement étaient de 1 à 5 millions, et il n'y en avait que 27 au delà de 5 millions.

M. Jaurès, en commentant ces chiffres dans la *Petite République Française*, calculait que la fortune totale de la France en 1902 était de 172 milliards. « Sur ce total de 172 milliards, disait-il, la part de la « grande foule misérable, la part de vingt millions d'êtres humains,

« qui constituent le fond même de la nation, sa force productive la plus
« essentielle, est de 8 milliards 640 millions ! Et en face de ces vingt
« millions d'individus humains se dresse un petit groupe de 972 per-
« sonnes, possédant chacune plus de 5 millions et disposant ensemble
« d'un capital de 9 milliards.

    « J'entends bien que j'ai pris les deux degrés extrêmes : d'un côté,
« les successions inférieures à 2.000 francs ; de l'autre, les successions
« supérieures à 5 millions. Or, c'est entre ces deux degrés extrêmes
« que se place la plus grande part de la fortune de la France. »

    Le prolétariat français se compose pour la grande majorité de petits
contribuables : ouvriers payant les contributions indirectes, ou paysans
payant l'impôt foncier et les multiples droits de timbre et d'enregistrement.

    L'impôt sur le revenu semble réserver bien des mécomptes aux
réformateurs qui voudraient lui faire rapporter plus qu'il ne doit
normalement produire.

    Les quatre vieilles contributions directes ont la vie dure. Elles ont
rapporté 709 millions en 1875, 975 en 1902, et on trouvera difficile-
ment dans l'impôt sur le revenu les ressources nécessaires pour bou-
cher le trou que leur suppression pure et simple ferait dans le budget.

VII

    Quoi qu'il en soit, il nous a paru intéressant pour les lecteurs des
Lois Nouvelles de demander, au sujet des divers projets actuellement
à l'étude, l'avis d'un publiciste qui s'est spécialement occupé de la
question des livres fonciers.

    Nous publions ci-après le travail fait à ce sujet par M. Jules Arnault,
qui a déjà traité ici (*n° du 15 mai 1904*) la question du cadastre et des
hypothèques.

    Le système de livre foncier présenté par M. Arnault est intermé-
diaire entre celui de la commission du cadastre et celui de la Chancellerie proposé au Sénat le 24 novembre 1896.

    L'article 38 du projet de M. Darlan prévoyait la création d'un
compte ouvert sur les registres de la conservation à chaque immeuble.

    Le répertoire ainsi organisé n'était autre, en fait, qu'un livre fon-
cier. Il importe peu, en effet, que le livre où un immeuble a un compte
ouvert s'appelle un répertoire ou un livre foncier. La question essentielle est de savoir s'il est possible d'individualiser un immeuble, c'est-à-
dire de le distinguer d'un autre, de manière à voir, sur le compte
ouvert à cet immeuble, la désignation de l'immeuble et l'indication
rigoureusement exacte de toutes les hypothèques qui le grèvent.

    La Chancellerie, après avoir pris l'avis du Directeur général de
l'Enregistrement, M. Fernand Faure, qui faisait partie de la commission présidée par M. Falcimaigne, a paru croire que la chose était
possible et qu'il suffirait de s'en remettre à un règlement administratif du soin d'organiser ce répertoire ou livre foncier.

    S'il en est ainsi, on n'aperçoit pas, comme l'a déjà fait remarquer
M. Bouissou, juge d'instruction à la Seine, à cette place, l'utilité de
dépenser 600 millions pour refaire le cadastre, puisque le Ministre
des finances déclare avoir les moyens de connaître exactement le

revenu de chaque propriété bâtie et non bâtie et que, d'autre part, l'administration de l'Enregistrement a pu assurer la Chancellerie de la possibilité de créer un répertoire foncier sans attendre la réfection du cadastre.

Les lecteurs des *Lois Nouvelles* apprécieront la valeur des nouvelles raisons que donne M. Arnault à l'appui de la thèse qu'il soutient depuis treize ans, à l'encontre du programme adopté par la commission du cadastre, et qui se trouve, aujourd'hui, en contradiction formelle avec les projets élaborés, non seulement par la commission de législation fiscale de la Chambre des députés et par la commission de la réforme hypothécaire du Sénat, mais par le Ministre des finances lui-même, puisque le projet qu'il a déposé le 16 juin 1903 à la Chambre des députés comporte un impôt sur le revenu des propriétés bâties et non bâties qui doit, dès lors, pouvoir être connu, sans qu'il soit nécessaire de procéder à une évaluation appuyée sur l'établissement d'un nouveau cadastre.

HENRI CHEVRESSON.

VIII

La question s'est posée de savoir si on pourrait, dès maintenant, supprimer l'impôt des portes et fenêtres et la contribution personnelle et mobilière pour la remplacer par un impôt sur le revenu, en attribuant en même temps aux communes le principal de l'impôt foncier.

La solution de la question dépend de la possibilité, pour le Ministère des finances, de faire fonctionner, *du jour au lendemain,* l'impôt sur les revenus, quel que soit d'ailleurs cet impôt, fût-il limité seulement à quelques-uns des revenus d'un contribuable.

Il ne paraît pas douteux que l'administration des finances ne soit hors d'état de recouvrer immédiatement, et sans avoir pris au préalable de nombreuses mesures préparatoires, l'impôt sur le revenu.

Voici, en effet, ce que disait M. Caillaux dans le projet de loi, n° 1634, déposé le 12 avril 1900 à la Chambre des députés :

« L'administration est tout à fait à même, avons-nous dit, d'évaluer « sans recherches vexatoires, à l'aide des seuls renseignements dont « elle dispose actuellement, *qu'il suffirait de grouper pour en tirer* « *parti,* les revenus d'un grand nombre de nos concitoyens. Elle connaît « notamment toutes les propriétés immobilières, elle sait à qui elles « appartiennent, combien elles sont affermées ; à défaut de fermage, « elle peut en apprécier le revenu par voie de comparaison. Les béné- « fices agricoles, qui représentent généralement une somme égale à « celle de la rente du sol, peuvent également être facilement calculés. « Les actes de cession de fonds de commerce, les déclarations de suc- « cession, les bases d'assiette de la taxe des patentes permettent de « déduire dans la plupart des cas les bénéfices industriels et com- « merciaux quand il s'agit de petites entreprises. »

*
* *

Ce document officiel montre la richesse des renseignements accumulés par les diverses administrations financières pour arriver à connaître la fortune d'un contribuable.

Si on suppose, par exemple, un grand marchand de vins de Bercy, ayant une forêt dans les Landes, une villa à Cannes, un domaine dans la Beauce, une maison à Lille et un navire au Havre, l'Administration pourra arriver, par ses propres moyens, à reconstituer les éléments de la fortune de ce négociant.

On en trouvera trace par les inventaires du service des Contributions indirectes, par les patentes payées au percepteur des Contributions directes, par les comptes ouverts dans les bureaux de l'Enregistrement du lieu de situation des immeubles, etc. ; mais *tout cela doit être coordonné au moyen d'un compte général*, ou CASIER FISCAL, ouvert à chaque contribuable et qui sera une sorte de bilan de sa fortune.

Non seulement il faudra ouvrir un compte à chaque personne, mais il faudra aussi ouvrir encore, sur un répertoire ou livre foncier, un compte à chaque immeuble.

L'article 3 du projet d'impôt sur le revenu préparé au mois de juin 1904 par la commission du budget porte que l'impôt général sur le revenu est basé sur l'ensemble des revenus annuels de toute nature provenant des propriétés mobilières et *immobilières*, du commerce et de l'industrie, des charges et offices, des professions libérales, des emplois publics et privés, des pensions, des retraites et en général de toutes les occupations lucratives, sans déduction des intérêts des emprunts à la charge des contribuables. Le revenu imposable est représenté pour les propriétés bâties par le revenu servant de base à la contribution foncière, pour les propriétés non bâties par la valeur locative des immeubles ou le prix réel des fermages, pour les capitaux placés par le montant des intérêts, dividendes ou arrérages.

IX

Pour comprendre le fonctionnement de ce système, il est bon de prendre des exemples et de voir comment les choses se passeront dans la réalité.

I. — Le marchand de Paris sera imposé, d'après l'importance de son commerce, en ce qui concerne sa profession de négociant. Le fisc connaîtra ou pourra connaître assez facilement le stock successif de ses marchandises, l'importance de ses magasins et le chiffre de sa patente, mais n'y aura-t-il pas double emploi entre l'impôt sur le revenu et quelques-uns des impôts déjà payés par ce contribuable, notamment avec sa patente ?

II. — En ce qui concerne le revenu des propriétés, il faudra distinguer, d'après le projet de la commission du budget, les propriétés bâties des propriétés non bâties.

Cette distinction purement fiscale ne correspond pas à la réalité des faits et peut-être serait-il plus simple d'y renoncer en soumettant à un même régime et en les confondant, les unes avec les autres, les propriétés bâties et les propriétés non bâties.

Une maison affermée 2000 francs, par un bail enregistré à Lille, sera imposée d'après le revenu servant de base à la contribution foncière, tandis qu'un domaine dans la Beauce affermé 2000 francs par un bail enregistré à Orléans, sera imposé d'après le prix de ce bail, dont on devra déduire la partie applicable aux constructions de la ferme. Si, par exemple, la ferme vaut 50.000 francs dont 40.000 francs en propriété non bâtie et 10.000 francs en propriété bâtie, les 4/5 du prix du bail de 2000 francs, soit 1600 francs, seront applicables aux propriétés non bâties et le surplus, soit 400 francs, aux constructions occupées par le fermier. Ces constructions ne seront pas imposées pour 400 francs, mais d'après le revenu servant de base à la contribution foncière.

Ce sont là des complications à prévoir, et l'administration des finances aura besoin de donner à l'organisation actuelle de ses divers services, un développement dont il est difficile de prévoir les limites.

III. — Quelle est la valeur locative d'une forêt dans les Landes dont le propriétaire ne tire aucun produit périodique ?

On peut savoir la valeur locative d'une villa à Cannes, mais si cette villa est remplie d'objets d'art ayant une valeur d'un million et connus par des inventaires enregistrés, ces objets ne payeront-ils aucun impôt, alors que la vigne voisine affermée 150 francs par un bail enregistré, supportera l'impôt sur le revenu ?

X

La plus grosse difficulté viendra de l'impôt à mettre sur les intérêts, dividendes ou arrérages des capitaux placés.

Le fisc ne connaît que rarement et d'une façon incertaine les valeurs de Bourse, même nominatives. Il ne connaît pas la plupart des valeurs au porteur, et il ne connaît que la plus faible partie des créances chirographaires qui se révèlent le plus souvent à lui, à la suite des poursuites dirigées contre les débiteurs.

Mais il connaît ou peut connaître facilement les créances hypothécaires par les inscriptions prises dans les conservations.

Malheureusement, il existe beaucoup d'inscriptions qui ne correspondent à aucune créance existante. Les parties ont négligé de faire radier ces inscriptions et, en outre, l'organisation actuelle ne permet pas de connaître les inscriptions prises au profit d'un créancier déterminé.

Les conservations d'hypothèques n'ouvrent de compte qu'aux débiteurs.

Si, demain, le Ministre des finances veut mettre un impôt sur le revenu des créances hypothécaires, il devra faire procéder au dépouillement de toutes les inscriptions et ouvrir un compte à chaque créancier, en envoyant les éléments de ce compte pour les grouper sur le casier fiscal, au domicile de chaque contribuable. Il faudra surtout faire vérifier les déclarations des débiteurs et des créanciers, en les rapprochant les unes des autres.

Le propriétaire aura intérêt à déclarer toutes les hypothèques ou même à déclarer des hypothèques fictives. S'il est imposé d'office, d'après le revenu apparent de ses immeubles, il invoquera des dettes pour obtenir une diminution de l'impôt, et il n'y aura pas d'autre moyen de découvrir la vérité que de rapprocher ces assertions du rôle du créancier, de sa déclaration ou de son casier fiscal.

Tout cela ne marchera pas tout seul et il serait peut-être bon, avant de voter l'impôt sur le revenu, d'avoir pris toutes les mesures pour prévenir les fraudes et assurer son fonctionnement régulier.

XI

On a le droit de se demander si le personnel administratif actuel sera suffisant pour satisfaire aux exigences de la nouvelle législation.

La solution la plus pratique consisterait à demander au contribuable de faire lui-même le travail que les agents du fisc seront impuissants à effectuer et qu'ils devront se borner à vérifier, et voici comment nous comprendrions que ce travail fût fait, *en ce qui concerne le revenu des propriétés immobilières et des créances hypothécaires*.

Chaque contribuable aurait son domicile fiscal au lieu de son domicile réel et il devrait y faire une déclaration de l'ensemble de ses revenus, accompagnée des renseignements relatifs à son état civil et à sa situation de famille. On lui ouvrirait un compte et il connaitrait par le récépissé de sa déclaration le numéro de ce compte. Il joindrait à cette déclaration générale, une fiche indiquant distinctement, pour chaque propriété, la consistance de chaque immeuble, sa valeur vénale, sa valeur locative, les baux ou locations verbales, les hypothèques, etc.

Les déclarations de propriété seraient transmises au bureau de l'enregistrement du lieu de la situation des biens et un compte serait ouvert à chacune d'elles.

Chaque déclaration serait mise dans un dossier ayant un numéro d'ordre et une référence serait établie entre le livre et le dossier.

Le jour où ce travail serait fait, et ce serait l'affaire de quelques semaines, le livre foncier fiscal serait créé et on n'aurait qu'à en faire une copie destinée au conservateur des hypothèques, pour avoir le livre foncier juridique destiné à remplacer les registres actuels de transcription et d'inscription.

Un créancier se présenterait-il dans une conservation pour faire inscrire une créance sur un immeuble, on mentionnerait l'inscription en marge du compte ouvert au livre foncier, on ne copierait plus l'inscription sur le registre actuel et on se bornerait à classer le bordereau dans le dossier de l'immeuble dont on trouverait le numéro en marge du compte ouvert sur le livre foncier.

Si l'inscription portait sur plusieurs immeubles, on classerait le bordereau dans l'un des dossiers et chaque compte serait émargé du numéro de ce dossier.

On procéderait pareillement en matière de transcription.

Si un immeuble consigné par exemple sous le numéro 52 du livre foncier était intégralement vendu par un vendeur V à un acquéreur A, on mentionnerait la nouvelle désignation de l'immeuble sur le livre foncier, de manière à connaitre le changement survenu dans la consistance de l'immeuble depuis la dernière mutation. La copie de l'acte de vente serait mise dans le dossier de l'immeuble.

Si l'immeuble 52 était vendu par le vendeur V à trois acquéreurs A-B-C devenus, chacun, propriétaire d'un lot 1-2 et 3, on annulerait la consignation 52 et on en ferait trois nouvelles à la suite sous les numéros, par exemple, 521, 522 et 523, et on ouvrirait trois nouveaux dossiers dans lesquels on mettrait une fiche indiquant que l'acte de vente collectif consenti par V à A-B et C se trouve classé dans le dossier portant le numéro 59, par exemple, correspondant à l'immeuble 52.

Cette comptabilité rudimentaire peut être comprise par tout le monde, et serait évidemment préférable à la confusion actuelle des documents que le département des finances a aujourd'hui à sa disposition pour asseoir le nouvel impôt sur le revenu des créances hypothécaires et des propriétés mobilières et immobilières.

XII

En d'autres termes, cet impôt sur le revenu, même limité aux revenus immobiliers et aux revenus des créances hypothécaires, ne peut efficacement fonctionner en France, qu'après une organisation préliminaire consistant à ouvrir un compte ou casier fiscal, non seulement à chaque propriétaire, mais à chaque propriété et à chaque créancier hypothécaire, et en créant, à côté de chacune de ces trois sortes de comptes, un dossier spécial en concordance avec chaque compte.

Ce sera un travail considérable, qui se chiffrera par des millions de comptes et de dossiers à ouvrir ; cela entraînera le changement, d'ailleurs désirable, des écritures pratiquées par les receveurs de l'enregistrement, les conservateurs des hypothèques et les percepteurs et contrôleurs des contributions directes ; mais cette révolution est inévitable et se trouve en germe dans les projets d'impôts sur le revenu actuellement discutés par le Parlement.

Qu'on s'en réjouisse ou qu'on s'en afflige, le principe de l'impôt sur le revenu est admis par le Parlement et par le Gouvernement et on ne discute plus que sur son mode d'application. Les uns le veulent général, d'autres veulent en limiter les effets à certaines catégories de revenus ; les contribuables n'y échapperont pas et il est à prévoir que les législateurs auront une tendance de plus en plus marquée à demander à cette sorte d'impôt des ressources de plus en plus considérables, pour subvenir aux besoins toujours croissants d'une démocratie, qui se propose de subvenir immédiatement aux mesures déjà votées en faveur des agents de chemins de fer, à la loi d'assistance pour les vieillards, à la nouvelle loi militaire, au projet relatif aux instituteurs et aux maisons d'école (1).

XIII

Les propriétaires n'ont qu'une chose à faire, c'est de se résigner ; mais, en même temps, ils ont le droit de se préoccuper de ne pas sup-

---

1. — La Chambre a voté en faveur des agents de chemins de fer un ensemble de mesures qui vont coûter plus de 150 millions par an ; la loi d'assistance pour les vieillards dépassera 100 millions par an ; les projets relatifs aux instituteurs et aux maisons d'école vont grever lourdement le budget, et les retraites ouvrières sont évaluées à une dépense annuelle de 600 millions : si l'on compte, voilà bien le milliard en plus.

Où trouvera-t-on les ressources pour faire face à ces dépenses ? et la fortune de la France comporte-t-elle un budget de 4 milliards 500 millions ?

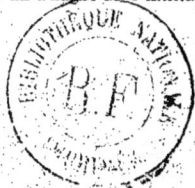

2

porter seuls la charge de l'impôt sur le revenu et d'en faire supporter une partie aux créanciers hypothécaires. Si un immeuble vaut 50.000 francs et s'il est grevé d'une dette de 20.000 francs, il est de la justice la plus élémentaire que les 2/5 de l'impôt soient à la charge du créancier.

Celui-ci, de son côté, a le droit de demander que l'on apporte à la législation hypothécaire les améliorations depuis si longtemps promises et qui devront résulter de l'institution des livres fonciers.

Le premier perfectionnement doit être la clarté de la situation d'un immeuble déterminé. Tout le monde y a intérêt : le propriétaire qui ne peut rien dissimuler au fisc qui le guette, au détour de chaque acte et de chaque mutation, et tous les officiers ministériels, ainsi que les magistrats, mêlés à la pratique des affaires.

Un notaire devrait pouvoir savoir, en deux mots et en deux minutes, dans une conservation des hypothèques, quel est le propriétaire apparent d'un immeuble et quelles sont, à un centime près, les charges qui le grèvent, sauf à lui à apprécier la validité du titre et des hypothèques.

Le jour où le livre foncier fonctionnera, les propriétaires trouveront le crédit nécessaire, chacun pourra justifier instantanément de sa véritable situation et faire la conversion de sa dette en profitant de la baisse de l'intérêt du prix de l'argent.

Il suffit d'ouvrir la chronique financière d'un journal quelconque pour y trouver les renseignements les plus précis sur l'abondance des capitaux en France et sur l'embarras des capitalistes pour tirer de ces richesses un revenu rémunérateur. Ces capitalistes embarrassés le placent à l'étranger, et le journal le *Temps* du 20 juin exprimait dans les termes suivants la situation du marché de Paris :

« En Extrême-Orient, la guerre bat son plein et cette guerre est « tout à la fois la plus curieuse au point de vue de la tactique des « troupes et de la technique des armées, et la plus grave au point de « vue de ses conséquences et de nos intérêts. Notons, en effet, que « l'un des belligérants est notre allié, notre plus gros débiteur, que « le sort des armes lui a été jusqu'à présent contraire, et que l'issue « finale est fort douteuse pour lui, certains même estiment qu'elle ne « l'est nullement, mais pas dans le sens que nous souhaitons.

« Ajoutons enfin. que toutes ces tueries d'hommes, cette immense « consommation de matériel aboutiront à une liquidation formidable « qui demandera beaucoup d'argent de part et d'autre. Eh « bien, malgré ces graves circonstances et prévisions, la Bourse ou, pour « mieux dire, quelques meneurs puissants entendent imposer la hausse « aux raisonneurs les plus convaincus et faire sortir les capitaux de « leur inaction. Il s'agit bien, en effet, de raisonner et de protester « contre la hausse, *alors que l'argent ne rapporte plus rien en pla-* « *cements temporaires*. On ne vit pas de l'air du temps.

« Et c'est ainsi que les capitalistes les plus résolus à attendre un « mouvement de faiblesse que certains événements de guerre peuvent « justifier, risquent d'être délogés de leur raisonnement en même temps « que de leur position prudente par *l'exceptionnel bon marché* « *de l'argent* constaté à la dernière liquidation, au cours de laquelle « les privilégiés n'ont pu obtenir que 3/4 0/0 de leur argent. Les « achats qu'on s'est déterminé à effectuer — sont-ils nombreux? — ont « été faits ainsi, sans aucune conviction, sous la contrainte et la force

« des choses, singulièrement aidées, nous le répétons, par la volonté
« de quelques gros capitalistes. »

Il ne serait que juste que les propriétaires profitent de cette abondance de capitaux, et ils ne peuvent en profiter qu'à la condition que l'on effectue la réforme hypothécaire.

Les notaires, surtout dans les pays pauvres, et lorsqu'il s'agit de réaliser de petits emprunts hypothécaires, se plaignent de l'impossibilité où ils se trouvent d'avoir rapidement et à peu de frais des renseignements sûrs et précis sur la situation hypothécaire et l'état civil des propriétaires.

L'impossibilité pratique de faire la purge des hypothèques légales pour les petites acquisitions, à cause de l'exagération des frais, suffit à elle seule à rendre incertain le droit de propriété des petits immeubles.

La plupart des détenteurs de valeurs de Bourse échapperont au nouvel impôt sur le revenu. Les propriétaires et tous les fonctionnaires et employés ayant des traitements fixes, notamment les magistrats, n'y échapperont pas. Il en sera de même des personnes ayant un commerce apparent et des officiers ministériels, des médecins, des pharmaciens, des professeurs, etc., exerçant une profession libérale ou payant patente.

Les propriétaires seront les plus rudement atteints, si on ne fait pas la réforme hypothécaire, en même temps qu'on appliquera l'impôt sur le revenu.

Ils sont, en effet, exposés à ce que, pour échapper à l'impôt sur le revenu, les créanciers hypothécaires exigent le remboursement de leurs créances pour acheter des valeurs françaises et même étrangères susceptibles d'échapper au nouvel impôt.

Si la réforme hypothécaire se fait, au contraire, en même temps qu'on appliquera l'impôt sur le revenu, les propriétaires ne seront pas embarrassés pour trouver de nouveaux capitaux en remplacement de ceux dont le remboursement leur serait demandé.

XIV

Avec un régime hypothécaire clair et bien fait, le propriétaire devrait trouver, dans n'importe quelle banque ou dans n'importe quelle étude de notaire, immédiatement et sans coup férir, de l'argent à 3 ou 4 0/0 d'intérêt tout au plus.

Mais, pour cela, il faudrait que, d'un coup d'œil, le capitaliste puisse connaître la valeur du gage. Il faudrait que l'avoué, chargé de saisir un immeuble, trouve au compte de l'immeuble, ou dans son dossier, tous les renseignements nécessaires pour faire procéder à une adjudication atteignant le prix le plus élevé possible, et enfin il faudrait que la procédure d'un ordre pût être réglée en quelques semaines, ou plutôt en quelques jours.

Il n'y a pas de procédure plus difficile et plus périlleuse pour un avoué que celle de la saisie immobilière.

Le caractère rigoureux de l'expropriation forcée a empêché le législateur d'employer cette voie d'exécution contre les biens que possèdent divisément des mineurs ou des interdits, sinon pour insuffisance et après discussion de leur mobilier.

Le juge a la faculté de suspendre les poursuites commencées si le débiteur offre à son créancier une délégation sur des biens libres, pour payer dans l'espace d'une année.

Les divers renseignements nécessaires pour éclaircir ces diverses questions font presque complètement défaut.

D'autre part, l'avoué est pris, comme dans un étau, par des formalités et des délais presque toujours de rigueur.

.·.

L'avoué ne trouve à la conservation des hypothèques que trois sortes de documents :

1° Une table alphabétique qui manque de précision dans l'indication des noms, des prénoms, des professions et des domiciles des débiteurs;

2° Un registre des inscriptions.

Et 3° un registre des transcriptions.

Le conservateur lui délivre des extraits de ses livres en lui garantissant que les copies sont conformes au registre ; mais il ne peut pas lui garantir autre chose, et l'avoué, comme le notaire, se trouve en présence d'une véritable énigme, chaque fois qu'il a à appliquer à une procédure un état d'inscription ou de transcription dans lequel il y a des différences dans la désignation des immeubles ou des personnes.

On a bien proposé d'obliger les notaires à désigner les immeubles par les numéros de la matrice cadastrale.

M. Joseph Caillaux, ancien Ministre des finances, écrivait à ce sujet dans le *Siècle* du 5 juillet 1904 :

« Si l'on veut, en effet, remanier de façon sérieuse notre fiscalité, si « l'on veut également doter ce pays des livres fonciers, refaire le « cadastre et le tenir au courant, il faudra de toute nécessité trans- « former complètement le notariat.

« Que l'on institue l'impôt sur le revenu soit selon la formule anglaise, « soit selon la formule allemande, que l'on augmente encore l'impôt sur « les successions comme cela peut devenir nécessaire, on ne pourra « prévenir ou surprendre les évasions de la matière imposable qu'au « moyen d'un contrôle rigoureux exercé sur les actes et particuliè- « rement sur les successions. De toute façon, il faudra prononcer l'ac- « tion de l'Etat sur les notaires et, tôt ou tard, on sera inévitablement « conduit au rachat des charges.

« De même on ne pourra refaire le cadastre et surtout le tenir au « courant qu'à la condition de proscrire, au préalable, les mutations « verbales d'immeubles, même celles consenties par actes sous seing « privé, et d'ordonner la mention dans les actes publics des numéros « des parcelles cadastrales. Or comment, dans l'état actuel des cho- « ses, obliger les particuliers à subir les honoraires du notaire au « paiement desquels ils sont aujourd'hui libres d'échapper, en théo- « rie tout au moins, pour les mutations d'immeubles ? Comment, « d'autre part, si les notaires ne sont pas des fonctionnaires, assurer « l'exécution des mesures relatives à la désignation des terres, dont « la mise en vigueur implique des contacts presque continuels entre « les agents chargés de passer les actes et les administrations fis- « cales ?

« Et, que l'on ne dise pas que ces dernières réformes ne présen-

« tent qu'un intérêt théorique. Il n'en est pas, nous aurons quelque
« jour l'occasion de le démontrer, qui aient un caractère plus démo-
« cratique et qui soient plus précieuses pour le développement de
« l'agriculture. »

XV

Il peut paraître facile de désigner les immeubles par le numéro des
parcelles cadastrales, lorsque le cadastre est récent et avant toute
subdivision des parcelles primitives, mais au bout de quelques années
le cadastre est devenu impraticable, et cela par la nature même des
choses.

Il convient, à un moment donné, au Gouvernement d'envoyer un
géomètre lever le plan d'une commune. Il découpe, *mais sur le
papier seulement*, ce territoire en mille parcelles ayant une figure
plus ou moins régulière, représentée par des images dont les limites
sont tracées par des lignes tantôt droites, tantôt courbes, et tantôt
brisées. *Mais il ne reste sur le terrain aucune trace matérielle
de ces divisions géométriques.*

Le paysan qui a un champ unique, qui n'a jamais été divisé, peut
aller trouver sur la matrice le numéro de ce champ et le faire connaître au notaire. Mais qu'arrivera-t-il si lui ou le notaire se trompent
involontairement dans la désignation des numéros? Le vendeur pourra
avoir un procès s'il a vendu la parcelle 263 pour la parcelle 363. Ces
numéros de parcelle ne disent pas grand'chose à l'acquéreur.

Les parties en présence préfèrent souvent désigner les immeubles
par les confronts dont voici un exemple :

Suivant un acte passé devant M° B. notaire le 20 août 1903, trois
frères, Joseph, Antoine et Pierre Bros ont vendu à un acquéreur
nommé Baptiste A :

1° « Un quart plus un tiers après le quart prélevé d'une maison for-
« mant écurie et grange, le tout en ruines.

2° « Un quart plus un tiers après le quart prélevé de deux parcelles
« de terrain en nature de pâtures appelées Mazimbier et Massaguès,
« situées au terroir du Crouzet et bornées au levant par Pierre
« Richard, au midi par Pierre Rocher, au couchant et au nord par
« Casimir Balmadier. »

Voilà, quand on veut sortir du domaine spéculatif, comment dans la
pratique les paysans désignent les immeubles aux notaires chargés de
faire les actes de vente.

L'acte dont nous parlons a été dressé par un notaire d'un chef-lieu
de département, devant lequel trois paysans avaient comparu à 30 kilo-
mètres de son domicile.

L'un des propriétaires était venu d'un département voisin pour
régler un petit héritage. Le prix de la vente était de 150 francs,
payables le 22 septembre 1904, sans intérêt, à raison de 50 francs à
chaque vendeur. Ceux-ci avaient été dans l'impossibilité d'expliquer
leurs droits au notaire, qui s'était borné à mettre que l'acquéreur
déclare connaître amplement la propriété.

C'est par *milliers* que des actes semblables sont présentés chaque
année à l'Enregistrement. Le jour où une inscription sera prise sur

ces immeubles, les créanciers pourront ne pas désigner ces immeubles de la même façon.

La désignation qui en sera faite sera-t-elle suffisante ? Voici, à ce sujet, la réponse des jurisconsultes :

« On doit considérer comme nulle toute inscription qui, par une « absence de désignation ou par une désignation incomplète des biens « grevés, ne permet pas aux tiers de savoir quelle est l'étendue de « l'hypothèque ou du privilège (Cassation, 1er mai 1860. Sirey, « 61-1-267 et Dalloz, 60-1-540 ; Cassation, 30 juillet 1868, Dalloz, « 70-1-366).

« La loi exige pour la désignation des biens dans l'inscription ce « qu'elle demande pour leur désignation dans l'acte de constitution « d'hypothèque conventionnelle, et que l'on peut résumer ainsi : la « désignation sera suffisante si elle permet de distinguer clairement « les biens grevés, elle sera incomplète et par suite l'inscription sera « nulle dans le cas contraire. » (Guillouard, t. III, p. 132).

XVI

On voit, par l'exemple que nous venons de citer, que ce n'est pas la faute des notaires s'ils ne peuvent pas toujours désigner les numéros des parcelles cadastrales. Cette désignation est souvent matériellement impossible. C'est aux parties à désigner les immeubles de leur mieux, et à l'Etat ensuite à leur faire connaître le numéro de la parcelle ou de la fraction de parcelle, en complétant, sur l'immatriculation de l'immeuble au livre foncier, la désignation de l'immeuble par son numérotage à lui.

Même quand le cadastre actuel aura été refait, on se retrouvera en présence des mêmes difficultés.

Que l'on se représente, en effet, le lendemain du jour où une commune aura été cadastrée, un propriétaire P vendant à trois acquéreurs X, Y et Z un domaine de 20.000 francs composé de 15 parcelles, moyennant 12.000 francs pour le lot A vendu à X, 5.000 francs pour le lot B vendu à Y, et 3.000 francs pour le lot C vendu à Z. Le vendeur P se rend sur un point O de son domaine. D'accord avec ses acquéreurs, il trace de ce point O trois lignes quelconques qui font du domaine trois lots nos 1, 2 et 3 valant respectivement 12.000, 5.000 et 3.000 francs.

C'est l'exercice le plus légitime du droit de propriété de procéder ainsi, et on peut être à peu près certain que la nouvelle division des quinze parcelles en trois nouveaux lots ne respectera pas les divisions faites la veille par le géomètre du cadastre.

Il faudra donc revenir sur le terrain et mettre le livre foncier et le plan en concordance avec les conventions des parties.

Il n'y a pas besoin de refaire le cadastre pour créer des livres fonciers et pour se procurer, afin de le mettre dans le dossier de chaque immeuble comme ce serait désirable, un plan de chaque propriété.

Ce système peut fonctionner dès demain, à la condition de donner au conservateur des hypothèques une copie neuve du plan actuel. Il enverrait un extrait de l'acte de vente à un géomètre, qui lui enverrait un croquis ou un plan figurant l'immeuble consigné sous un numéro connu du livre foncier.

Le conservateur mettrait sur son livre le numéro des parcelles ou des fractions de parcelle. Il enverrait aux intéressés un avertissement pour leur faire connaître ces numéros, annoterait la matrice cadastrale, ferait figurer par une teinte ou par un liseré l'immeuble sur la copie du plan actuel, et enfin classerait le plan ou croquis dans le dossier de l'immeuble.

XVII

Tout cela pourrait se faire simplement et sans grands frais, au fur et à mesure des mutations nouvelles ou au fur et à mesure que les parties le demanderaient.

Lorsqu'on trouverait qu'il serait nécessaire de recadastrer complètement une commune, on serait en mesure de documenter complètement le géomètre et de lui indiquer pour chaque parcelle ou fraction de parcelle les hypothèques et privilèges qui la grèvent.

Actuellement, c'est impossible ; il faudrait refaire le cadastre, et cette opération soulève des difficultés que le rapport de M. Neymarck résume dans les termes suivants : « Le principal argument, sur « lequel on n'a cessé de revenir, était toujours et est encore l'argu- « ment financier. C'était par milliards qu'il fallait évaluer le coût d'une « telle entreprise ; c'était des augmentations énormes d'impôts qu'il « fallait prévoir ; c'était l'accroissement indéfini de la Dette publique ; « c'était le présent et l'avenir de nos budgets compromis.

« Les rapports de M. Boutin, de M. Durand-Claye, de M. Cheysson « ont établi, de façon décisive, ce que coûtera le premier établissement « du nouveau cadastre et des livres fonciers : environ 600 millions. « Par quels voies et moyens ces 600 millions pourront-ils être obte- « nus ? La dépense annuelle dépendra de la durée de l'opération. On a « examiné quelle pouvait être cette durée. La mise en train première « sera longue, mais, une fois commencés, les travaux marcheront plus « rapidement. Les deux évaluations faites ont varié entre vingt et « trente ans. On se trouvait donc en face d'une dépense de 600 millions « à effectuer dans l'espace de vingt à trente ans.

« Les premières données du problème à résoudre se trouvaient, « dès lors, déterminées. Si le cadastre est exécuté en vingt ans, la « dépense annuelle s'élèverait à 30 millions ; en trente ans, cette dépense « sera de 20 millions. Comment l'État se procurera-t-il les fonds ? « Par une opération de crédit réalisée par l'État, empruntant pour son « compte et pour celui des départements et des communes. Pour ren- « dre cette opération de crédit facilement exécutable et réalisable, il « suffit de s'inspirer de l'exemple donné par l'État lui-même quand il « a voulu assurer l'exécution de grands travaux publics, par les Com- « pagnies de Chemins de fer, par le Crédit foncier, par les villes, les « départements et plusieurs sociétés particulières : il suffit d'émettre « des obligations remboursables par annuités. Dès lors, la dépense de « 600 millions, nécessaire à la réfection cadastrale, n'est plus une dif- « ficulté. Une simple annuité inscrite au budget suffira. Les 600 mil- « lions se trouveront réduits d'une façon considérable.

« Le principe d'une annuité à inscrire au budget étant admis, à quel « mode d'emprunt cette annuité pourrait-elle être appliquée ? Con- « viendra-t-il d'émettre de la rente perpétuelle ? Il ne paraît pas pos-

« sible, dit M. Neymarck, de couvrir la dépense de 600 millions par
« un emprunt en rente perpétuelle. On ne peut, tous les ans, ouvrir
« le grand-livre de la dette publique pour une émission de quelques
« millions de francs en rentes ; ce serait émietter le crédit. D'autre
« part, le procédé aurait le grave inconvénient de faire peser perpé-
« tuellement sur les budgets une charge de 18 à 21 millions par an.

« Si, au contraire, la totalité de la dépense est échelonnée sur une
« période de vingt ou trente ans et que la durée de l'emprunt à con-
« tracter dépasse celle que nécessitera la réfection du cadastre, si cette
« dépense est couverte par un emprunt réalisé sous forme d'*annuités*
« *terminables*, ou bien ce que M. Alfred Neymarck appelle d'*obli-
« gations cadastrales*, au même titre que le Crédit Foncier émet des
« obligations foncières ou communales ; les départements, des obliga-
« tions départementales ; les communes, des obligations communales ;
« les grandes compagnies, des obligations de chemins de fer, l'opéra-
« tion devient extrêmement facile et peu coûteuse.

« Les obligations cadastrales auraient le gage supérieur de l'État,
« puisque l'annuité nécessaire à leur service d'intérêt et d'amortisse-
« ment se trouverait inscrite au budget ; elles auraient tout à la fois
« la garantie directe de l'État et celle, indirecte, des départements et
« des communes, et, enfin, celle des ressources, des recettes éven-
« tuelles qui devront résulter de l'opération.

« Par ce procédé financier, sans nuire à aucun intérêt, sans gêner
« le marché des fonds publics, sans émietter son crédit, l'État pourra
« se procurer tous les capitaux nécessaires, au fur et à mesure de ses
« besoins. »

∴

La réforme cadastrale proprement dite, contrairement à ce que
suppose M. Neymarck, n'a pas d'adversaire déterminé en ce sens que
personne ne conteste qu'il serait préférable d'avoir un cadastre
neuf, au lieu du vieux cadastre, *qui n'est devenu mauvais que parce
qu'on ne l'a pas entretenu*. Mais, tel qu'il est encore, il représente le
territoire français, tel qu'il se composait à l'époque où le cadastre a
été fait dans chaque commune. Il n'y a pas un seul morceau du territoire actuel de la France qui ne puisse être représenté par une figure
faite sur l'ancien plan.

Les millions d'inscriptions, de transcriptions et d'actes de toute
sorte, qui existent aujourd'hui, se rapportent à des désignations faites
d'après le cadastre actuel, et c'est le motif pour lequel il est indispensable de faire le livre foncier *avant le nouveau plan*. En d'autres
termes, et étant donné que les deux agents actifs de la réforme foncière sont le géomètre qui fera le plan et le comptable qui tiendra le
livre, il faut commencer par faire le livre, d'après les indications
des propriétaires.

Il est d'ailleurs admis que le livre sera tenu en double : l'un par le
percepteur des contributions directes ou par le receveur de l'enregistrement et contenant les renseignements fiscaux, et l'autre tenu par
le conservateur des hypothèques et par le conservateur du cadastre
et contenant les renseignements juridiques et la détermination physique.

XVIII

C'est là où commence la difficulté, car la réforme projetée entraîne nécessairement et fatalement une fusion et un bouleversement de tous les services administratifs. On en est au point où se trouvaient les administrations des postes et des télégraphes avant leur fusion. Il est impossible de se représenter une conservation du cadastre qui ne serait pas dans le même local que la conservation des hypothèques. L'intérêt du public l'exige impérieusement.

Le livre juridique devant être le double du livre fiscal, il faut que le receveur de l'enregistrement soit le correspondant du conservateur des hypothèques.

Puisque les projets d'impôts sur le revenu comportent un impôt sur les créances hypothécaires et sur le produit net d'un immeuble grevé, il faut que l'impôt soit réparti entre le propriétaire et son créancier. D'où, nécessité que le livre fiscal soit annoté des inscriptions hypothécaires.

Mais, si le receveur de l'enregistrement tient le livre fiscal, sera-ce lui ou le percepteur qui recouvrera l'impôt sur le revenu ? —

Comme on le voit, toutes ces questions touchent aux intérêts des propriétaires, de leurs créanciers et des nombreux fonctionnaires préposés à l'assiette et au recouvrement des impôts, à l'enregistrement des actes et à la conservation des hypothèques.

Tous les intérêts sont respectables et doivent être d'autant plus ménagés que l'État doit avoir la préoccupation de ne pas augmenter le nombre déjà considérable de ses fonctionnaires, et le but à atteindre serait de faire la réforme foncière sans dépenser un sou et en utilisant les fonctionnaires actuels sans en augmenter le nombre.

.

Peut-être ne serait-il pas difficile de trouver dans le personnel des Ponts et Chaussées et des chemins vicinaux des géomètres qui pourraient être détachés aux travaux de revision, d'abord, et de réfection ensuite du cadastre actuel.

Une fusion des quatre services des percepteurs et des contrôleurs des contributions directes, des receveurs de l'enregistrement et des conservateurs des hypothèques paraît inévitable et s'imposera par la force même des choses et par le fonctionnement de l'impôt sur le revenu.

Il serait prématuré de prévoir les détails de cette réorganisation, dont les éléments ne pourront être déterminés que lorsque le Parlement se sera prononcé sur les projets dont il est actuellement saisi.

Mais, dès maintenant, on peut être assuré que nous sommes à la veille de changements profonds dans l'organisation juridique et fiscale de la propriété foncière.

Les créanciers hypothécaires doivent envisager l'éventualité de supporter leur part de l'impôt sur le revenu.

Les propriétaires grevés d'hypothèques ont le droit de demander la

revision depuis si longtemps promise de la législation hypothécaire et la réforme d'une procédure, qui équivaut à la confiscation des
petits immeubles expropriés ou échus à des mineurs.

Tout le monde est d'accord là-dessus et on doit attendre ces résultats de l'institution des livres fonciers, à la condition de ne pas subor-
donner la création de ces livres à l'inquisition des titres des propriétaires.

Ce serait soulever la plus vive et la plus légitime opposition.

Cette vérification est inutile. Il faut l'offrir comme un service que
l'Etat est disposé à rendre aux propriétaires dans leur intérêt, mais
non comme une obligation qui leur serait imposée.

Ce serait d'ailleurs une œuvre au-dessus des moyens d'action de
l'administration française, et l'Etat aura d'autant moins de mérite de
renoncer à cette partie du programme de la commission du cadastre,
qu'il ne pourrait la réaliser, sans doubler, au moins, le nombre de
ses juges et de ses agents de l'Enregistrement et des Contributions
directes.

Enfin, et en supposant que la nécessité paraisse s'imposer de déli-
vrer de nouveaux titres à tous les propriétaires sans exception, *même
à ceux qui n'en veulent pas*, on aurait fait une œuvre inutile, coûteuse et éphémère si, à l'avenir, les propriétaires refusaient, à chaque
mutation, de soumettre leurs acquisitions à la vérification d'un agent
de l'Etat.

Ce n'est pas dans les mœurs françaises, et rien ne fait prévoir un
mouvement de l'opinion en faveur d'une pareille innovation.

CONCLUSIONS

A

1° Il faudrait renoncer à faire reposer l'impôt foncier sur la parcelle cadastrale, et frapper l'héritage dont il est facile de connaître la valeur locative.

2° Il serait à désirer qu'un livre foncier fût créé par commune et tenu en double : l'un par le receveur de l'Enregistrement contenant les renseignements fiscaux susceptibles d'être utilisés pour l'assiette de l'impôt sur le revenu et pour la surveillance des droits de mutation ; l'autre par le conservateur des hypothèques et où on verrait, d'un coup d'œil, toutes les hypothèques spéciales grevant l'immeuble immatriculé.

3° Pour créer le livre foncier, il n'est pas nécessaire de refaire au préalable les plans du cadastre ; il faut, *au contraire*, faire le livre foncier le premier et ce ne serait l'affaire que de quelques semaines pour faire faire par les receveurs le livre foncier de chaque commune en faisant une désignation très sommaire de chaque héritage (1).

---

1. — Voici à titre d'exemple, et en découpant une insertion dans un journal quelconque, comment on pourrait se borner à désigner provisoirement des immeubles sur un livre foncier.

VENTES AU TRIBUNAL

I. — Etude de Me AUCOIN, avoué à Bordeaux.
Vente au tribunal le lundi 9 novembre, à midi, d'un **domaine** comprenant : maison de maître appelée *Marie-Joseph*, avec logement de paysan, chai, remise, écurie, jardin d'agrément, vignes et pelouse, situé au bourg d'Eysines, près l'église, contenance approximative : 18.000 mètres carrés.
Mise à prix : 10.000 fr.

S'adresser pour les renseignem., à Me Aucoin, avoué poursuivant.
II. — Etude de Me H. PEYRELONGUE, avoué à Bordeaux.
Vente au tribunal, en un seul lot, le mardi 20 octobre, à midi, d'un **corps d'immeubles** composé de trois corps de logis, d'ensemble 368 mètres carrés, situé à Bordeaux, rue Bourbon, 87, loué à divers moyennant 2.652 fr. par an, appartenant au sieur Gustave Fournier.
Mise à prix : 15.000 fr.

III. — Etude de Me Emile JAUMARD.
Vente sur folle enchère, devant le tribunal civil de Bordeaux, le lundi 9 novembre à midi, du **domaine** du Foucaud situé dans la commune de Cenon, près Bordeaux, au lieu dit : « Au Point-de-Vue », sur la route nationale de Paris à Bordeaux, comprenant maison d'habitation, bâtiment d'exploitation, jardin, terres labourables, prairies, vignes, bois taillis, carrière, ayant appartenu à la famille Laffargue ; contenance approximative, 32.000 mètres carrés.
Mise à prix : 10.000 fr.

Il ne faudrait pas une désignation plus précise d'un immeuble, que celle

4° Chaque personne devrait avoir au lieu de sa naissance, ou de son domicile, un compte ou casier civil et fiscal faisant connaître :

I. — Tous les renseignements utiles concernant son état civil et la composition de sa famille.

II. — L'indication de tous les arrondissements où elle possède des immeubles ou des meubles ayant une assiette déterminée.

5° Dans chaque arrondissement où la personne possède des biens, le compte de la personne devrait indiquer le bureau où se trouve le casier civil de la personne.

6° Une référence devrait exister entre le plan cadastral, la matrice cadastrale, le livre foncier, le casier fiscal et le casier civil, de manière à ce que, en connaissant la situation d'un immeuble, on puisse le trouver sur le plan. Le plan renverrait à la matrice, la matrice au livre foncier et le livre foncier au casier fiscal tenu par arrondissement ou au casier civil tenu au lieu du domicile ou au lieu de la naissance.

7° Il serait préférable que le casier civil fût tenu au lieu de la naissance, comme le casier judiciaire, avec lequel il pourrait être confondu, et que ce casier civil révélât la composition de la famille de chaque personne (1).

8° Si l'organisation de l'état civil des personnes et des propriétés était établie sur le principe que chaque immeuble et chaque personne a un compte ouvert, le Gouvernement pourrait savoir à tout instant, et pour ainsi dire par le retour du courrier, la situation exacte de chaque personne et de chaque immeuble à une date quelconque.

On saurait le nombre exact des héritages, la valeur de chacun d'eux, d'après la dernière déclaration faite soit en capital soit en revenu au receveur de l'Enregistrement.

9° On aurait une base certaine pour l'assiette de l'impôt sur le revenu, en ce qui concerne tout au moins les immeubles et les créances hypothécaires.

10° L'administration supérieure connaîtrait la situation de la population française et étrangère, comme un colonel connaît chaque jour la situation de son régiment.

11° Les héritiers n'auraient plus à justifier de leur qualité. Le casier

---

contenue dans ces trois insertions pour ouvrir un compte au livre foncier à chaque héritage.

Au fur et à mesure des mutations nouvelles, on reproduirait la nouvelle désignation contenue dans les actes ou dans les déclarations de mutation, et on classerait une copie ou un extrait de l'acte ou de la déclaration dans le dossier de l'immeuble, dont le numéro serait indiqué au livre foncier.

Cette comptabilité rudimentaire donnerait des résultats plus exacts et plus précis que celle qui consiste à prendre pour unités foncières des parcelles cadastrales presque centenaires et qu'on n'aura pas fini de reviser dans trente ans.

1. — La connaissance de la composition de la famille est nécessaire dans un très grand nombre de cas, notamment lorsqu'il s'agit de la surveillance de l'enseignement obligatoire, de l'application de la loi sur les accidents de travail, de la vaccination, d'établir les droits des héritiers sur une succession, etc.

Tous les jours on reconnaît l'utilité d'avoir les renseignements les plus détaillés sur la composition d'une famille et, à titre d'exemple, nous citerons la proposition faite par M. de Foville le 29 juin 1904 à la commission de la dépopulation : « En France, à l'heure actuelle, les pères de famille sont injustement « surtaxés, et, de ce chef, ils ont droit à des dégrèvements ou à des compensa-« tions dont l'importance devrait se mesurer au nombre même de leurs enfants. »

civil donnerait tous les renseignements nécessaires pour que l'on connaisse, sans erreur possible, la composition de chaque famille. Il suffirait, pour cela, de décider qu'à l'avenir tous les actes de l'état civil seraient mentionnés au casier de chaque intéressé et que, pour régulariser le passé, chaque personne ferait une déclaration d'identité et d'état civil, analogue à celle qui est faite lors de chaque recensement quinquennal.

12° Cette réorganisation de l'état civil des personnes entraînerait un grand nombre d'économies et de simplifications administratives, notamment en ce qui concerne la surveillance des étrangers, le recrutement de l'armée, les recensements quinquennaux qui deviendraient inutiles, la recherche des héritiers d'une succession vacante ou en déshérence, la formation des listes électorales et de celles du jury, la protection de l'enfance, l'application des lois sur l'assistance publique, la répression de la bigamie, la recherche des absents et des criminels, etc.

B

C'est surtout au point de vue hypothécaire et au point de vue fiscal que l'institution du casier civil serait utile, et on peut même dire indispensable ; mais il n'y aurait pas de raison, du moment où le casier civil existerait, pour ne pas en tirer les diverses utilités que cette institution comporte.

Personne ne conteste l'opportunité d'unifier et de simplifier les rouages beaucoup trop compliqués de l'administration française, ce qui tient en grande partie à ce que chaque administration a une tendance à s'isoler des autres.

Chaque service public a, dans ses archives, des renseignements qui pourraient être utilisés par le service voisin et qu'on demande au contribuable, tandis qu'une agence centrale de ces divers renseignements permettrait de constituer le casier civil où chaque ministère viendrait puiser les renseignements qui lui seraient nécessaires.

On réaliserait ainsi le vœu que le Ministre des finances formulait dans les termes suivants dans le projet de budget de 1905 :

« Si les pouvoirs publics veulent résoudre les graves et difficiles questions qui sont posées devant eux — qu'il s'agisse de la défense nationale, du développement des œuvres d'assistance sociale, des grands travaux publics — ils ne devront pas se dissimuler que, à moins de réaliser en même temps des réformes administratives profondes, susceptibles de réduire notablement les dépenses publiques, la seule progression normale des ressources actuelles du Trésor ne saurait leur en fournir les moyens. Il faudra donc qu'ils choisissent entre deux solutions, car il n'est pas d'habileté financière qui puisse échapper à l'une ou à l'autre : ou bien on aura recours à l'emprunt... ; ou bien on devra se résoudre à augmenter les charges de la nation et alourdir encore le poids de l'impôt, sous quelque déguisement que cette aggravation se présente ».

Tandis que le receveur de l'Enregistrement tient une comptabilité pour surveiller les mutations et faire payer les droits à chaque changement de propriétaire, le conservateur des hypothèques en tient une seconde pour révéler aux tiers les mêmes mutations, pendant que le contrôleur et le percepteur des contributions directes, qui dépendent de deux chefs de service différents, sont obligés de se concerter pour créer une troisième comptabilité destinée à faire payer chaque année l'impôt assis sur une valeur fictive de chaque parcelle.

Il y a là évidemment trois comptabilités qui font double emploi et dont aucune n'est complète.

Il vaudrait mieux n'en avoir qu'une et qui fût exacte, au moyen d'une visite annuelle d'un agent de l'Etat qui irait vérifier l'immeuble, y passerait le temps nécessaire pour s'assurer de sa valeur et pour mettre le livre foncier en concordance avec le cadastre.

Ce qui se passe pour les mutations de propriété se passe dans les mairies et dans les divers grands services publics, en ce qui concerne les recherches sur les personnes.

Les maires sont constamment assaillis de demandes et obligés de fournir aux agents ou fonctionnaires des divers services des renseignements que l'on devrait trouver sur le casier civil. On diminuerait considérablement la paperasserie et la bureaucratie en France si on réunissait sur un seul compte les renseignements épars dans les mairies, dans les greffes et dans toutes les administrations de France, et qui sont nécessaires pour l'application des lois variées et de plus en plus nombreuses votées par le Parlement ou qui sont en projet, comme les propositions relatives à la dépopulation et aux retraites ouvrières.

Presque chaque loi exige, pour être exécutée, des renseignements précis et détaillés sur le domicile, l'état civil et la composition de la famille de chaque intéressé, et on économiserait certainement des millions en groupant une fois pour toutes ces divers renseignements de manière à ne plus avoir à les demander.

J. ARNAULT.

Inspecteur de l'Enregistrement.

TABLE DES MATIÈRES

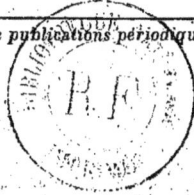

Mayenne, Imp. Ch. COLIN. — Spécialité de publications périodiques.

PUBLICATIONS DE M. ARNAULT

Cadastre du Livre Foncier

Brochure in-octavo, 1891.

Librairie MARCHAL-BILLARD, 27, place Dauphine.

Prix : **1 franc.**

La Réforme hypothécaire au Sénat et à la Commission du cadastre

Extrait du journal « *La Loi* » des 25-26-28 et 29 juillet 1897.

Chez V. GIARD et E. BRIÈRE, 16, Rue Soufflot.

Prix : **1 fr. 50**

La Réalisation immédiate de la réforme foncière

Extrait de la « *Revue politique et parlementaire* ».

Librairie Maresco Aîné

A. CHEVALIER-MARESCQ et Gᵉ Éditeurs

20, rue Soufflot.

Prix : **0 fr. 60.**

La Question du cadastre et des hypothèques

En collaboration avec M. Bouisson

Juge d'Instruction au tribunal de la Seine.

Aux bureaux des LOIS NOUVELLES

31 bis, Faubourg-Montmartre

Prix : **1 fr. 50.**

Mayenne, Imprimerie Ch. COLIN

www.ingramcontent.com/pod-product-compliance
Lightning Source LLC
Chambersburg PA
CBHW060524210326
41520CB00015B/4296